解密
颈源性头痛

疼痛防治靠自己百问丛书

中国女医师协会疼痛专业委员会 组织编写

主 编 史可梅
主 审 卢振和

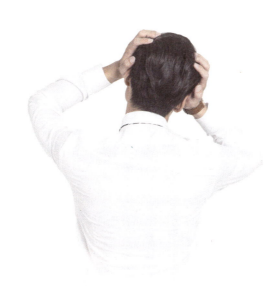

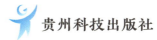
贵州科技出版社

图书在版编目（CIP）数据

解密颈源性头痛 / 史可梅主编；中国女医师协会疼痛专业委员会组织编写. -- 贵阳：贵州科技出版社，2021.1（2021.9重印）

（疼痛防治靠自己百问丛书）

ISBN 978-7-5532-0899-2

Ⅰ.①解… Ⅱ.①史… ②中… Ⅲ.①头痛－防治－问题解答 Ⅳ.① R741.041-44

中国版本图书馆 CIP 数据核字（2020）第 256704 号

解密颈源性头痛
JIEMI JINGYUANXINGTOUTONG

出版发行	贵州科技出版社
地　　址	贵阳市中天会展城会展东路 A 座（邮政编码：550081）
网　　址	http://www.gzstph.com
出 版 人	熊兴平
经　　销	全国各地新华书店
印　　刷	贵州新华印务有限责任有限公司
版　　次	2021 年 1 月第 1 版
印　　次	2021 年 9 月第 2 次
字　　数	63 千字
印　　张	3.75
开　　本	787 mm×1092 mm　1 / 32
书　　号	ISBN 978-7-5532-0899-2
定　　价	35.00 元

天猫旗舰店：http://gzkjcbs.tmall.com
京东专营店：http://mall.jd.com/index-10293347.html

本书编写人员

主　编　史可梅

主　审　卢振和

副主编　李　琳

编　者　谷海钘　韩晨阳　林楚妍　李　琳
　　　　　秦丽媛　史可梅　王慧星　徐　晖
　　　　　颜文璐

疼痛防治靠自己百问丛书编委会

编委（按姓氏拼音排序）

冯 艺　冯智英　傅志俭　郭晓丽
冷玉芳　李亦梅　刘 慧　刘红兵
卢振和　陆丽娟　申 文　史可梅
陶 蔚　王 林　王清秀　王小平
王云霞　吴玉莲　严 敏　杨晓秋
于灵芝　张小梅　张小铭　赵 英
郑艳萍　邹冬玲

总审委员会

冯 艺　傅志俭　卢振和　刘 慧
王 林

前言

头痛是临床诊疗时遇到的常见病、多发病，其病因很多。其中有一类头痛伴有颈部压痛，而且与颈神经受刺激有关，发生率很高，临床表现较为复杂，头痛的持续时间长，治疗较为困难。以往认为此种头痛是头部的神经和血管在致病因素作用下产生的，但对于是哪些神经参与导致了疼痛却不明确。随着对颈神经在头痛中的作用的不断深入研究，越来越多的学者发现颈部疾病也可以导致头痛。近年来，学者们对颈源性头痛的探索，逐渐加深了对颈源性头痛发生机制的认识，并指导了颈源性头痛的临床诊断与治疗。因此，十分需要一本能正确普及颈源性头痛相关知识的科普读物，让广大读者了解颈源性头痛。

为此，在中国女医师协会疼痛专业委员会的组织下，本人作为主编，组织国内专家参与编写了"疼痛防治靠自己百问丛书"之一的《解密颈源性头痛》。全书共分为四大部分：颈源性头痛的认识篇、诊断篇、治疗篇和预防篇，以"一问一答"的方式详细阐述了颈源性头痛的相关知识。本书内容丰富全面，参编者均是来自临床一线的经验丰富的疼痛专科医生,参考了多项诊疗指南,介绍了近几年对颈源性头痛的认识和最新的治疗方法,并针对性地引入了一些颈椎病相关知识,尤其在最后向读者推荐了由疼痛专科护士亲自制作的颈椎操图解,在具备专业性的同时,力求深入浅出,图文并茂,通俗易懂。希望本书能为广大颈源性头痛患者及想了解头痛相关知识的人提供全面、专业、最新的防治知识。但因水平所限,时间仓促,书中不当及错误之处在所难免,恳请读者、同行指正,待再版时修订。

史可梅
2020年9月于天津

目录

认识篇

01 头痛的分类？ ……………………………003
02 什么是颈源性头痛？ ……………………004
03 什么是丛集性头痛？ ……………………005
04 什么是偏头痛？ …………………………006
05 什么是紧张性头痛？ ……………………007
06 为什么颈椎病会引起头痛？ ……………008
07 青少年会患颈源性头痛吗？ ……………009
08 颈源性头痛是否与年龄、性别有关？ …010
09 颈源性头痛会遗传吗？ …………………011
10 颈源性头痛会引起眼部疼痛吗？ ………012
11 落枕与颈源性头痛有关吗？ ……………013
12 寰枢关节脱位会引起头痛吗？ …………014
13 颈椎病会导致突然昏倒吗？ ……………015
14 颈源性头痛患者后脑有个特别痛的点在哪？ ……016
15 为什么有的颈椎病患者会感到吞咽困难？ ………017

16 颈椎病会引起心前区疼痛吗？·················018
17 颈椎病会导致下肢瘫痪吗？···················019
18 为什么颈椎病如此多见？·····················020
19 颈椎病较易发生在哪个节段？·················021
20 颈椎病是慢性长期劳损造成的吗？·············022
21 颈源性头痛是不是存在年轻化趋势？···········023
22 哪类人群容易患颈源性头痛？·················024
23 颈椎病会引起血压异常吗？···················025
24 颈源性头痛的发病率是多少？·················026
25 精神紧张时就会头痛，应该怎么办？···········027
26 颈源性头痛会同时出现头晕吗？···············028
27 颈源性头痛会影响情绪和睡眠吗？·············029
28 有时按摩颈部为什么会出现头痛？·············030
29 颈部肌肉痉挛会引起头痛吗？·················031
30 青少年颈源性头痛的常见原因是什么？·········032
31 除了颈部疾病，其他疾病引起的头痛是怎样的呢？
···033
32 什么是颈椎生理曲度消失？···················034
33 颈源性头痛的激发点有哪些？·················035
34 什么是项韧带钙化？·························036

诊断篇

35 枕部右侧疼痛1年，以为是偏头痛，采用针刀、针

灸治疗，还是疼痛，怎么办？ ……………………039
36 总是头痛，发生在两侧太阳穴，且有"紧箍"感，
这是怎么回事？ …………………………………040
37 头痛发作时头皮上出现感觉减退、触觉过敏，这是
怎么回事？ ………………………………………041
38 每次头痛发作时眼睛流泪、面部潮红、鼻塞，疼痛
剧烈时瞳孔缩小，这是颈源性头痛吗？ …………042
39 吃硝酸甘油就头痛，这是颈源性头痛吗？ ………043
40 后脑疼痛，是不是患了颈源性头痛？ ……………044
41 颈源性头痛的典型特征是什么？ …………………045
42 颈源性头痛的影像学检查会有什么表现？ ………046
43 颈椎病的临床症状有哪些？ ………………………047
44 什么是交感神经型颈椎病？ ………………………048
45 诊断颈源性头痛可以做什么检查？ ………………049
46 如何诊断头痛是不是颈源性头痛？ ………………050
47 诊断性神经阻滞治疗的作用是什么？ ……………051
48 经常出现肩颈部、头部疼痛，按压痛处后感觉缓解
一些，这是颈源性头痛吗？ ………………………052

治疗篇

49 医生为什么给颈源性头痛患者开抗抑郁药？ ……055
50 推拿对颈源性头痛患者有用吗？ …………………056

51 推拿可以治愈颈源性头痛吗？ ·············057
52 颈源性头痛应该去哪个科治疗？ ············058
53 颈源性头痛患者在家可以做哪些理疗？ ·········059
54 颈源性头痛的保守治疗是怎样的？ ············060
55 布洛芬和对乙酰氨基酚能合用吗？ ············061
56 什么药物可以缓解颈源性头痛？ ·············062
57 颈源性头痛患者吃了几天药不见好转，应该怎么办？
   ······································063
58 颈源性头痛进行局部注射治疗有风险吗？疼吗？ ···064
59 局部神经阻滞治疗可以选用哪些药物？ ·········065
60 局部神经阻滞治疗使用的药物有不良反应吗？ ····066
61 颈源性头痛的常用治疗方法有哪些？ ···········067
62 什么是封闭疗法？ ···························068
63 什么是穴位注射疗法？ ·······················069
64 颈源性头痛采用神经阻滞治疗只能缓解几天，而且
   总是反复，还有什么办法吗？ ···············070
65 射频热凝术的原理是什么？ ··················071
66 什么是脉冲射频疗法？ ·······················072
67 微创介入治疗的优点是什么？ ················073
68 颈源性头痛做了脉冲射频疗法后又复发了，还可以
   再做吗？ ·································073
69 小孩子也可能患颈源性头痛吗？可以做神经阻滞治
   疗吗？ ···································074

70 神经阻滞治疗能彻底治好头痛吗? ……………………075
71 神经阻滞治疗达到什么样的效果算"有效"? ………076
72 颈源性头痛可以做低温等离子射频消融术吗? …077
73 什么是体外冲击波治疗? ……………………………078
74 体外冲击波治疗的作用有哪些? ……………………079
75 体外冲击波治疗颈源性头痛的关键治疗点有哪些?
…………………………………………………………080
76 哪些患者不能做体外冲击波治疗? …………………081
77 体外冲击波治疗的注意事项有哪些? ………………082

预防篇

78 头颈部急性损伤应注意什么? ………………………085
79 生活中哪些动作或习惯容易引起颈椎病? …………086
80 为什么抬头望远有利于颈椎的保健? ………………087
81 什么样的睡眠姿势可以预防颈椎病的发生? ………088
82 颈源性头痛患者日常应如何保暖? …………………089
83 锻炼对颈源性头痛有帮助吗? ………………………090
84 颈源性头痛患者的日常饮食应遵循什么原则? …091
85 什么情况下,颈椎病患者可以运动? ………………091
86 如何预防颈源性头痛? ………………………………092
87 颈源性头痛会反复吗? ………………………………093
88 影响颈源性头痛复发的高危因素有哪些? …………094

89 现代人每天都离不开手机、电脑,但是低头时,颈椎要承受多大压力,你知道吗? ……095
90 什么情况下,颈椎病患者应禁止运动? ……096

附　录

附录1　典型病例 ……099
　病例1 ……099
　病例2 ……100
　病例3 ……101
附录2　疼痛科颈椎操示意图 ……102

认识篇

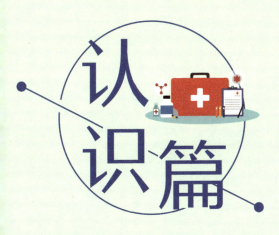

为什么有的颈椎病患者会感到吞咽困难?

颈源性头痛会引起眼部疼痛吗?

青少年会患颈源性头痛吗?

什么是偏头痛?

01 头痛的分类?

头痛是临床上诊断分类最多的疾病,有300多种不同的类型和病因。大体可将头痛分为两大类:①原发性头痛,不能归因于另外一种疾病或者没有继发病因的头痛,包括偏头痛、紧张性头痛、丛集性头痛等;②继发性头痛,与另外一种能够引起头痛的疾病有密切关系的头痛,包括头颈部外伤、脑血管疾病、颅内感染、精神疾病等多种原因所致的头痛。

头痛的病因多种多样,发生头痛建议到医院找专业医生就诊,采用专业手段来诊断头痛发生的原因并制订治疗方案。

什么是颈源性头痛？

颈源性头痛是指颈椎或颈部软组织的器质性或功能性病损所引起的以慢性头疼为主要临床表现的综合征。这类头痛伴有颈部压痛，与颈神经受刺激有关。

颈源性头痛多以慢性、单侧头痛为主，疼痛为钝痛、胀痛或牵拉样痛，通常间歇性发作，每次持续数小时至数日，大多数患者伴有恶心、头晕、耳鸣等。颈部劳累或处于不良姿势时，可加重头痛；颈部僵硬、主动和被动活动受限时，可伴有同侧肩部及上肢痛。

03 什么是丛集性头痛？

丛集性头痛临床较少见，属于原发性血管性头痛之一。特点为短暂、剧烈、爆炸样头痛发作。表现为一侧眼眶或额颞部疼痛，可伴同侧眼结膜充血、流泪、眼睑水肿或鼻塞、流涕、霍纳综合征。发作刻板，头痛时间、形式、程度、部位均较固定。发病年龄较偏头痛晚，平均年龄为25岁，男女发病比例约为4∶1。现临床发现不少丛集性头痛与颈椎病变有关。

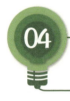

04 什么是偏头痛？

偏头痛是一种反复发作并伴有多种神经系统表现的常见的原发性头痛。表现为反复发作的单侧或双侧搏动性头痛，并常伴有恶心、呕吐、畏声、畏光等症状。

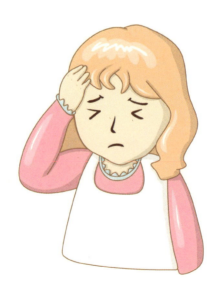

05 什么是紧张性头痛？

紧张性头痛是最常见的一种头痛类型，一般认为其发病率高于偏头痛，约占门诊头痛患者的1/2，它的发作大多是精神过度紧张、压力过大、睡眠不好、烟酒刺激、浓茶或咖啡刺激等因素所致。所以平时注意放松心情、避免压力过大、不要熬夜、多吃新鲜的蔬菜和水果，可以预防紧张性头痛发作。

06 为什么颈椎病会引起头痛？

颈源性头痛可根据受累部位的不同，分为神经源性疼痛和肌源性疼痛。解剖学研究发现，第1、第2、第3颈神经与头痛关系密切。这些神经互相联结组成枕大神经、枕小神经和耳大神经，传导枕部、顶部、额部以及面部的感觉。目前认为，颈源性头痛发病主要是颈椎间盘突出、颈椎粘连、颈椎管狭窄或颈椎关节错位、颈部肌肉损伤等压迫周围神经和血管引起的。

07 青少年会患颈源性头痛吗？

会。颈源性头痛好发于 20 ~ 60 岁，但年龄小的患者也有发生，我们遇到的年龄最小的患者仅 6 岁。近几年，中学生颈源性头痛患者有增多的趋势，这可能与学习压力过大，长时间低头读书，导致颈椎或颈部肌肉损伤有关。

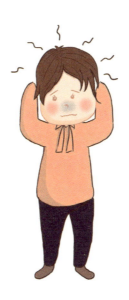

08 颈源性头痛是否与年龄、性别有关？

年龄与颈源性头痛的关系还不明确,尚需进一步研究。

临床发现,颈源性头痛与性别有关,女性颈源性头痛患者明显多于男性。造成这种情况的具体原因还不清楚,可能与女性心理比较敏感有关。

09 颈源性头痛会遗传吗?

不会。颈源性头痛是一种非遗传性、单侧性或双侧性头痛。如果是高血压、脑出血、脑血栓等疾病所导致的头痛有遗传的可能性。

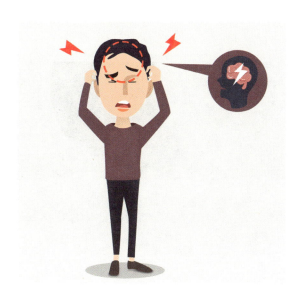

10 颈源性头痛会引起眼部疼痛吗?

可能会。颈源性头痛的症状先表现为枕部、耳后部、耳下部不适,以后转为闷胀或酸痛,疼痛逐渐加剧。其疼痛的部位常模糊不清,分布弥散并向远方牵涉,可出现牵涉痛,部分患者伴有耳鸣、耳胀、眼部疼痛、颈部僵硬等。

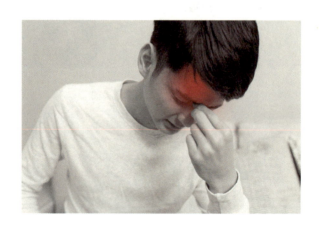

11 落枕与颈源性头痛有关吗？

落枕是指睡眠后，颈部出现以酸痛、活动不利等为主要临床表现的疾病。比较常见的原因就是枕头的高度不合适，过高或者过矮的枕头会使颈部过度扭曲，造成颈部软组织损伤，从而出现落枕的症状。因颈椎病变引起颈源性头痛的患者，在睡眠时颈椎病变会挤压周围组织结构，导致出现落枕症状。

12 寰枢关节脱位会引起头痛吗?

可能会。寰枢关节脱位常见于青少年,主要由颈椎外伤或鼻咽喉部的感染引起。主要表现为颈部疼痛,颈部活动受限、僵直,头枕部疼痛等。颈部旋转时颈部疼痛加重,头部前屈时可引起头痛反应。发生这种情况要尽快到医院就诊。

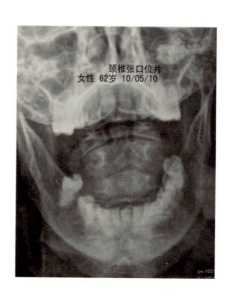

13 颈椎病会导致突然昏倒吗?

可能会。颈椎病可能压迫到椎动脉,椎动脉是给脑部供血的一条比较重要的血管,当一侧椎动脉突然或者持续受压时,会引起血管痉挛,从而导致脑部供血不足,脑部供血不足可以引起头顶疼痛、枕后部疼痛。严重的颈椎病患者可能出现转头向后看时突然晕倒,晕倒后又马上恢复意识,站起来后没有任何症状,可继续活动。

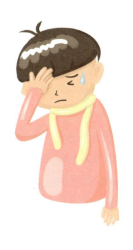

14 颈源性头痛患者后脑有个特别痛的点在哪?

颈源性头痛患者往往会在枕大神经或枕小神经处有压痛点,枕大神经、枕小神经为第2颈神经发出的侧支,枕小神经分布在后脑,其位置与中医所讲的风池穴接近。故颈源性头痛时后脑特别痛的点应在风池穴周围。

认 识 篇

15 为什么有的颈椎病患者会感到吞咽困难？

颈椎病患者在初期会出现吞咽障碍，其主要症状表现为吞咽时，咽喉出现梗阻感或感觉食管内有异物，这是颈椎病患者的食管后壁受到颈椎前缘骨质增生的直接压迫，引起自主神经紊乱，食管痉挛或过度松弛所致。

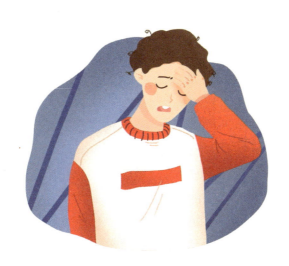

16 颈椎病会引起心前区疼痛吗？

可能会。因颈椎病引起的类似冠心病的症状，临床上称之为颈-心综合征。这种病一般多见于中老年人，约占颈椎病发病率的13%。不过随着人们生活方式的改变，颈椎病的发病率逐年上升，已经趋于年轻化了。所以颈-心综合征的发病率也随之上升，也可见于青年人。

颈-心综合征的发生多是骨赘刺激，压迫颈椎内神经、血管所致。当骨赘对颈椎内交感神经产生挤压时，椎动脉周围交感神经丛受累，冲动会向下扩散至心脏，产生内脏感觉，引起冠状动脉供血不足，从而产生心绞痛或心律失常等症状，如心前区疼痛等。

17 颈椎病会导致下肢瘫痪吗？

可能会。因为椎体侧束受到颈椎骨赘的刺激或压迫，导致下肢运动障碍和下肢感觉障碍的颈椎病患者，有的早期表现为下肢麻木、疼痛、跛行，有的在走路时有如踏棉花的感觉，个别患者还可伴有排便、排尿障碍，严重者甚至下肢瘫痪。

18 为什么颈椎病如此多见?

颈椎位于头部与胸部之间,在脊柱椎骨中体积最小,但灵活性最大、活动频率最高,且是负重较大的节段。人自出生后,随着成长,颈椎不断承受各种负荷、劳损,甚至外伤,极易发生退行性变化。

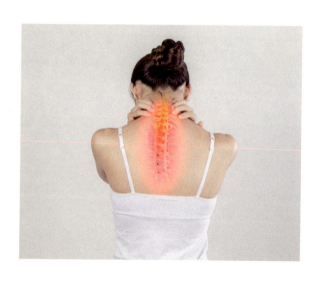

19 颈椎病较易发生在哪个节段？

通常认为人长至成年之后脊柱的椎间盘就开始发生退行性变化，但每个人的椎间盘出现退行性变化的差异甚大，并伴随年龄增长而更为明显。从生物学角度来看，第 5～6 颈椎与第 6～7 颈椎的负重最大，因此颈椎病较易发生在这 2 个节段。

20 颈椎病是慢性长期劳损造成的吗？

是。慢性长期劳损是诱发颈椎病的首要原因。劳损是长期超出生理活动最大范围而引起的损伤。不良的生活习惯，比如躺在床上看电视、看书，长时间上网，低头玩手机等，会使颈椎的生理曲线长时间处于非正常的弯曲状态，而弯曲点承受着过大的负荷，时间久了就会造成颈部软组织劳损，引发颈椎病。

另外，需要长时间低头工作的人，比如说软件编辑人员、图纸设计人员，以及手工艺品制作人员，他们需要长时间的屈颈，很少有时间活动颈椎，时间长了之后就会引起颈部肌肉韧性下降，进而发生退行性变化，导致颈椎病。

<<< 认识篇

21 颈源性头痛是不是存在年轻化趋势？

是的。临床上，中年与青少年颈源性头痛患者所占比例正在逐渐增高。随着现代科技的进步和快节奏生活方式的普及，特别是手机和平板电脑的广泛使用，使得人们长时间保持低头阅读的姿势，导致颈源性头痛的发病率越来越高，患病年龄越来越小。目前，头痛发病率在总体人群中大约占 2.5%，颈源性头痛占头痛比例的 17.8%，患者平均年龄为 49.2 岁，女性发病率为男性的 4 倍。

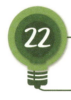

22 哪类人群容易患颈源性头痛？

一是长时间低头伏案工作的人，他们的肌肉需持续收缩以维持姿势，造成肌肉供血减少，继发肌肉痉挛，并使韧带、肌筋膜发生损伤，易引发颈源性头痛；二是从事冗长而乏味的精神活动或体力劳动的人，他们最容易引起颈部神经与颈部肌肉紧张，引发颈源性头痛。

所以，会计人员、办公室人员、电脑工作者、学生等都易患颈源性头痛。

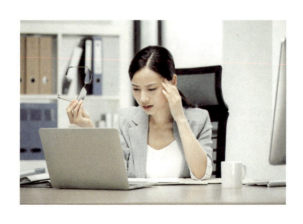

23 颈椎病会引起血压异常吗？

可能会。高血压是中老年人的常见病，而颈源性血压异常（高血压或低血压）的发生多由颈部退行性变化导致颈部肌肉变硬，颈椎生理曲度变直或呈反向弯曲，进而刺激或压迫交感神经节引起。若交感神经兴奋，血管平滑肌收缩，外周阻力升高，则引起高血压；若交感神经抑制，血管平滑肌扩张，外周阻力降低，则引起低血压。

颈源性血压异常表现为早期血压多不稳定，中、后期血压持续性升高或降低，多伴有头痛、头晕、头胀、颈背酸痛、失眠多梦、心慌气短、视物不清等症状。长期服用降压药或升压药疗效欠佳者不妨检查一下有无颈椎病，及早进行针对性的治疗，有可能达到迅速缓解症状的效果。

24 颈源性头痛的发病率是多少？

依照国际头痛协会的分类标准，颈源性头痛在人群中的发病率为 1%~18%，单纯不伴发其他类型头痛者，首次发病年龄平均为 32.7 岁。女性多见，男女患病比例为 1∶4。

25 精神紧张时就会头痛,应该怎么办?

精神紧张可诱发偏头痛、紧张性头痛等多种类型头痛。建议患者放松心情,调节情绪,必要时去疼痛科就诊,做相关检查,确定病因,进行针对治疗。

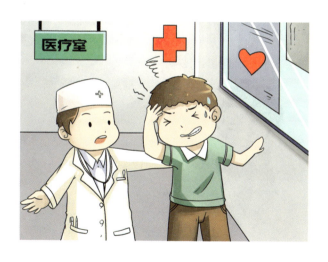

解密颈源性头痛

26 颈源性头痛会同时出现头晕吗？

会。椎动脉型颈椎病患者因颈椎稳定性降低，在转颈、过度仰头或低头时，压迫供应大脑血液的椎动脉，会造成椎基底动脉供血不足，可致发作性眩晕、头痛、复视、耳鸣、视物不清、突然摔倒等。

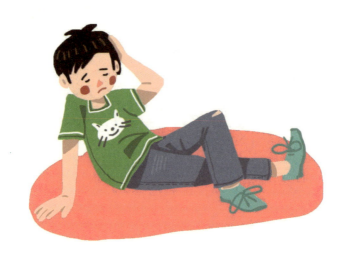

<<< 认识篇

27 颈源性头痛会影响情绪和睡眠吗？

会。部分颈源性头痛患者睡眠较差，注意力和记忆力降低、情绪低落、烦躁、易怒、易疲劳。

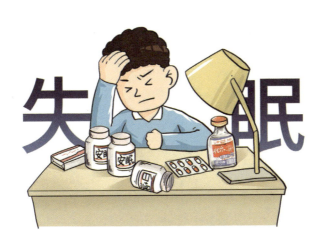

28 有时按摩颈部为什么会出现头痛?

很多人出现头、颈、肩部疼痛不适的时候,首先想到的是去按摩,但是按摩颈部后,有一些人却出现了头痛的症状,这是因为第1、第2、第3颈神经离开椎管后大部分路径在肌肉组织内,软组织的炎症、缺血、损伤、压迫,甚至不适当的按摩都会影响神经的功能,从而引发颈源性头痛。

29 颈部肌肉痉挛会引起头痛吗？

会。经常感到颈部肌肉僵硬、痉挛，并伴有头痛，经过颈部检查，发现颈椎没有明显异常，这可能是因工作、睡觉时颈部姿势不对，使颈部肌肉痉挛，导致颈部的神经根受到压迫，从而引起头痛。持续性肌肉痉挛会引起组织缺血，代谢产物聚集于肌肉组织，代谢的终末产物引起肌筋膜炎，产生疼痛，可直接刺激在软组织内穿行的神经干及神经末梢，引起头痛。

30 青少年颈源性头痛的常见原因是什么?

青少年处在长身体和学习任务较重的阶段,自由活动和户外锻炼的机会较少。长期低头学习,喜睡高枕或躺在床上看书、看电视、玩手机等,这样的姿势或体位会使肌肉持续收缩,肌肉的血液供应减少,继发肌肉痉挛,并使韧带与肌筋膜发生损伤,引发颈源性头痛;另外繁重的脑力劳动,在全身部位中最易引起颈部肌肉紧张,使韧带和关节囊松弛,颈椎生理曲度改变或发生错位,引发颈源性头痛。

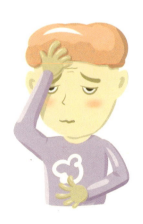

31 除了颈部疾病，其他疾病引起的头痛是怎样的呢？

一般会伴有其他不适，如颅低压引起的头痛，多与体位有关系；脑膜炎引起的头痛，常伴有体温升高、脖子僵硬、呕吐等；动脉瘤引起的头痛，可能出现眼睑下垂；颅内肿瘤引起的头痛，除了呕吐之外，还可能出现头晕、视力减退、偏瘫等。另外，高血压、糖尿病、吸烟、饮酒、长期失眠等也可引起头痛。

什么是颈椎生理曲度消失?

人体脊柱在冠状面上没有弯曲,但是在矢状面上观察,脊柱有四个生理性弯曲,分别是颈曲、胸曲、腰曲和骶曲。其中,颈曲和腰曲向前凸,胸曲和骶曲向后凸。人体脊柱生理曲度是适应直立功能的结果。颈椎生理曲度消失又称颈椎生理曲度变直,长时间不正确的坐姿、长时间的劳累、颈椎缺少活动、脊柱损伤、脊柱钙化等会导致颈椎的前凸逐渐消失,甚至可变直或呈反向弯曲,即向后凸。

33 颈源性头痛的激发点有哪些?

颈源性头痛的激发点包括头夹肌、斜方肌、胸锁乳突肌以及枕下诸肌。

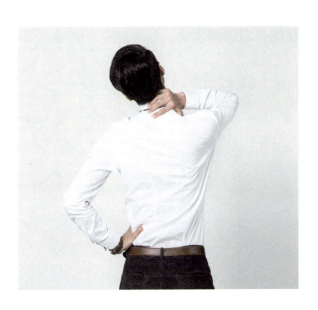

34 什么是项韧带钙化?

项韧带为人体后方的一组韧带,主要功能是维持颈部姿势稳定,限制颈部过度前屈。由于长期低头、弓背,项韧带被颈椎磨损,容易诱发慢性炎症,导致局部缺血缺氧,逐步形成钙化。项韧带钙化是颈椎病的典型病变之一。

诊断篇

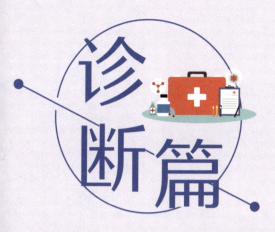

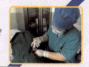
诊断性神经阻滞治疗的作用是什么？

颈椎病的临床症状有哪些？

颈源性头痛的典型特征是什么？

总是头痛，发生在两侧太阳穴，且有"紧箍"感，这是怎么回事？

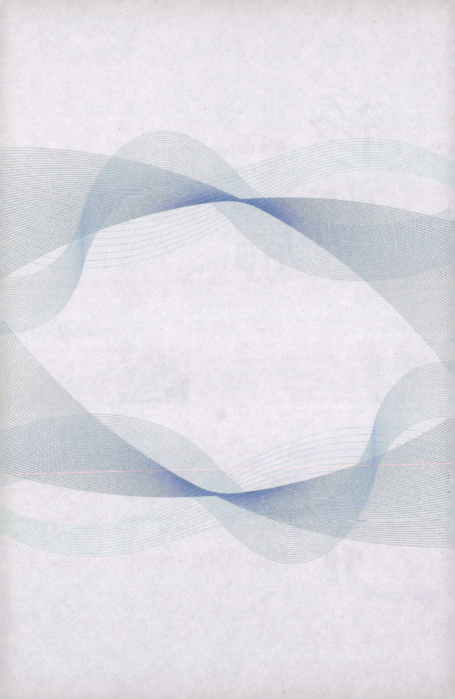

35. 枕部右侧疼痛1年，以为是偏头痛，采用针刀、针灸治疗，还是疼痛，怎么办？

根据症状描述可能为颈源性头痛。颈源性头痛通常为钝痛或酸痛，可涉及枕部、顶部、颞部甚至眼眶后区，建议去正规医院，通过颈部彩色多普勒超声检查、血管超声检查，以及颅内计算机断层扫描（CT）检查进行诊断。

36 总是头痛,发生在两侧太阳穴,且有"紧箍"感,这是怎么回事?

这可能是紧张性头痛。紧张性头痛是由于长期焦虑、紧张或疲劳等因素导致颈项部、头部肌肉的持久收缩和相应动脉的扩张而产生的头痛。常发生于前额和枕区,可延及头两侧和颈部。以轻度到中度双侧压迫性或紧箍样的头痛为特点,且多为钝痛而非跳痛,疼痛强度不一。

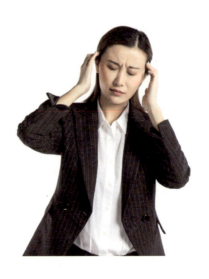

<<< 诊 断 篇

37 头痛发作时头皮上出现感觉减退、触觉过敏,这是怎么回事?

这可能是颈源性头痛。头痛发作时,疼痛部位的头皮触摸时会出现麻木、触觉过敏、感觉减退的症状,这可能与颈椎病变有关。当颈椎间盘病变时容易压迫从第1、第2、第3颈神经发出的神经,这些神经因特殊的生理结构,受到压迫和刺激时,会使头皮上出现异常感觉。

38 每次头痛发作时眼睛流泪、面部潮红、鼻塞,疼痛剧烈时瞳孔缩小,这是颈源性头痛吗?

不是。从目前的症状看更有可能是丛集性头痛。丛集性头痛的特点是头痛时间、形式、程度、部位均较固定。临床表现为发生于眶、颞部的单侧头痛,同时可伴有结膜充血、流泪、鼻充血、流涕、前额和面部出汗、瞳孔缩小、上睑下垂、眼睑水肿等表现。大部分患者在发作时焦躁不安。

39. 吃硝酸甘油就头痛,这是颈源性头痛吗?

不是。这可能是患有丛集性头痛。某些扩张血管药物,如硝酸甘油、组胺等可诱发丛集性头痛发作,而收缩血管药物,如麦角胺、去甲肾上腺素等可使丛集性头痛缓解。

40 后脑疼痛,是不是患了颈源性头痛?

可能是患了颈源性头痛,也可能是患了偏头痛。颈源性头痛和偏头痛均可表现为单侧性头痛,所以要确诊还需去正规医院做相关检查。

<<< 诊断篇

41 颈源性头痛的典型特征是什么?

颈源性头痛由颈椎病、急性及慢性颈椎损伤引起,与颈神经受刺激有关。颈部活动受限是区别颈源性头痛与其他类型头痛及肌筋膜炎的特征性标志。

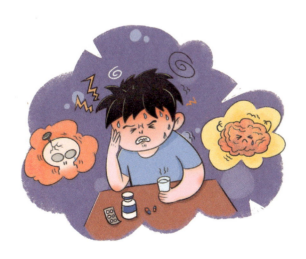

42. 颈源性头痛的影像学检查会有什么表现?

通过颈椎磁共振成像（MRI）检查可能看到：颈椎生理曲度消失、小关节紊乱，后纵韧带或黄韧带增生、关节腔变窄、椎间盘突出、脊髓病变等。

43 颈椎病的临床症状有哪些?

颈椎病的临床症状较为复杂,主要有颈背疼痛、上肢无力、手指发麻、下肢乏力、行走困难、头晕、恶心、呕吐,甚至视物模糊、吞咽困难等。颈椎病的临床症状与病变部位、组织受累程度及个体差异有一定关系。

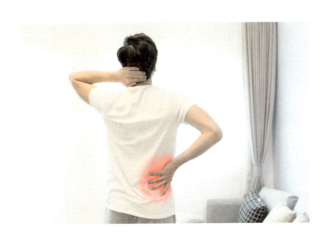

44 什么是交感神经型颈椎病？

因颈椎病变刺激交感神经而出现的一系列症状被称为交感神经型颈椎病。X线检查显示为颈椎退行性变化、椎动脉造影阴性。主要表现为头晕、头痛、视物模糊、双眼发胀发干、眼睛睁不开、耳鸣、耳堵、心慌，有的甚至出现胃肠胀气等症状，还有的会出现吞咽困难、发音困难等。

<<< 诊 断 篇

45 诊断颈源性头痛可以做什么检查?

(1)颈椎 MRI 检查,通过颈椎 MRI 检查可以明确是否有颈神经受压。

(2)头颅 MRI 检查,头颅 MRI 检查可以排除其他类型头痛。

(3)诊断性的局部颈神经阻滞治疗可以帮助判断。在疼痛明显处注射局部麻醉药后,如果疼痛消失,即可确诊。

一部分患者从影像学上可能找不到原因,这种情况多与肌肉痉挛有关,按压颈部的一些压痛点可能对诊断有帮助。

46 如何诊断头痛是不是颈源性头痛?

首先需要做头颅 MRI 检查,排除其他原因,然后通过以下几点做一个评估。

(1)疼痛是单侧还是双侧。一般颈源性头痛患者表现为单侧疼痛,但一些人也出现双侧疼痛。

(2)颈部活动是否受限。颈源性头痛患者通常颈部僵硬,颈部无法正常活动。

(3)头枕部是否有压痛点。颈源性头痛患者会在颈椎旁、耳后、枕部有明显压痛的点,特别是耳下方颈椎旁及乳突下后方有明显压痛。多数患者在疼痛发作时喜欢用手持续按压疼痛处以求缓解。

(4)疼痛是否从下往上发散。颈源性头痛是沿着枕部向头顶或耳后放射的。

47 诊断性神经阻滞治疗的作用是什么?

如果考虑患者为颈源性头痛,可在患者压痛明显处进行诊断性神经阻滞治疗,该方法具有诊断性治疗作用。在疼痛明显处注射局部麻醉药,大约 10 min 后疼痛缓解,药效持续 2 h 以上者判断为阳性反应。

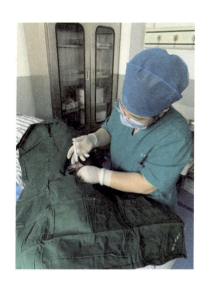

48 经常出现肩颈部、头部疼痛,按压痛处后感觉缓解一些,这是颈源性头痛吗?

可能是。大部分颈源性头痛患者伴有上颈部软组织紧张、僵硬,颈部因疼痛而活动减少、受限。所以大部分颈源性头痛患者在疼痛发作时喜欢用手按压痛处以求缓解。

治疗篇

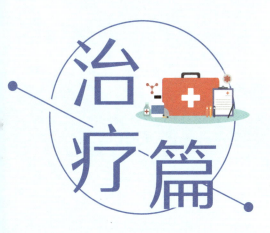

体外冲击波治疗颈源性头痛的关键治疗点有哪些?

小孩子也可能患颈源性头痛吗?可以做神经阻滞治疗吗?

颈源性头痛进行局部注射治疗有风险吗?疼吗?

推拿对颈源性头痛患者有用吗?

49 医生为什么给颈源性头痛患者开抗抑郁药？

研究发现长期慢性疼痛会刺激中枢神经，引起痛觉敏化、情绪改变等。抗抑郁药物具有调节中枢下行抑制系统，显著改善疼痛，提高情绪，增强精神活力的作用。此外，长期慢性疼痛患者多伴有焦虑、抑郁情绪，加用抗抑郁药能够改善患者情绪与睡眠，促进康复。

50 推拿对颈源性头痛患者有用吗？

部分有用。对由软组织的炎症、缺血、损伤、压迫导致的颈源性头痛，发病早期规范适当地推拿颈椎与颈部肌肉，可以缓解疼痛。但手法要轻柔，让患者充分放松颈部肌肉，不推荐多次推拿，以免加重病情。

疼痛科现有的体外冲击波治疗、银质针治疗等可以作用于深层肌肉软组织，对于缓解疼痛效果更佳。

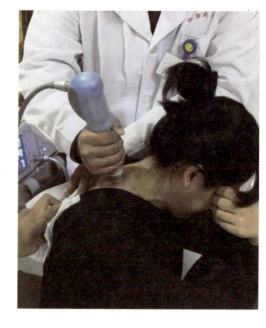

51 推拿可以治愈颈源性头痛吗？

不可以。推拿可以改善颈部的血液循环，对由软组织的炎症、缺血、损伤、压迫导致的颈源性头痛有缓解作用，但是想要通过推拿来治愈颈源性头痛的可能性并不大。因为大部分颈源性头痛是颈椎病导致的，颈椎病是人体组织退化所致，而人体组织退化是一种不可逆的变化，推拿可以轻微延缓人体组织退化的速度，改善颈椎病患者出现的颈椎骨质增生对周围软组织压迫的程度，但想要治愈颈源性头痛需要通过综合性的手段。

52 颈源性头痛应该去哪个科治疗?

颈源性头痛建议去疼痛科进行系统的治疗。疼痛科通过神经阻滞治疗、体外冲击波治疗、银质针治疗可以放松局部肌肉,改善神经性水肿、神经炎,从而达到缓解疼痛的目的。

同时应注意生活规律,避免过度疲劳、压力过大,防止头痛复发,甚至加重。

治 疗 篇

53 颈源性头痛患者在家可以做哪些理疗？

最简单的是温热敷，其次为蜡疗法、场效应疗法、红外线疗法等。

要注意，温热敷的温度不能太高，经常有患者把自己烫伤，严重者甚至会出现感染的情况，所以必须特别小心。

54 颈源性头痛的保守治疗是怎样的?

保守治疗只限于病程短、疼痛轻的患者。保守治疗包括休息,头颈部针灸、牵引,同时配合口服非甾体抗炎药。一部分患者经保守治疗后病情可好转。但对于颈部推拿千万要慎重,临床上医生见到过许多患者经推拿后头痛加重,甚至有的还造成了严重的颈椎损伤。

布洛芬和对乙酰氨基酚能合用吗?

布洛芬和对乙酰氨基酚均为非甾体抗炎药,可以短时间的合用,但绝对禁止长时间合用,如超过1周。因为长时间的合用会增加不良反应的发生率,最常见的就是对胃黏膜的刺激或损伤,特别是有浅表性胃炎的患者会加重病情,严重时可出现胃穿孔等。

什么药物可以缓解颈源性头痛？

可以选择一些非甾体抗炎药治疗，普通药店一般都会有，但两种非甾体抗炎药不能同时服用，否则会增加不良反应的发生率，比如胃出血、心脑血管疾病等。同时也可以配合服用一些神经调节药物，这类药物必须在医生的指导下服用，不能擅自服用。

治疗篇

57 颈源性头痛患者吃了几天药不见好转,应该怎么办?

建议患者到医院继续就诊,可采用一些简单有效的局部注射治疗方法。治疗颈源性头痛有一些常用的局部注射治疗方法,比如在病灶位置注射消炎镇痛药,药物直接注入病灶区域,发挥消炎、镇痛作用,促进神经功能恢复。这种治疗方法对多数颈源性头痛患者具有良好的效果。

58 颈源性头痛进行局部注射治疗有风险吗？疼吗？

颈源性头痛的局部注射治疗操作均在颈部周围，这里有重要的血管和神经，确实存在风险。而随着超声和X线在医学上的应用，大大降低了这些风险，选择专业、有经验的医生，也可以降低风险。所以选择专业医疗机构很重要。

局部注射治疗所产生的疼痛，其程度和肌肉注射相似，大部分患者都可以承受，不必过于担心。

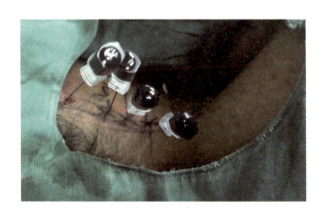

59 局部神经阻滞治疗可以选用哪些药物?

局部神经阻滞治疗常选用小剂量糖皮质激素联合低浓度麻醉药物,也可以加入一些营养神经的药物如维生素 B_{12}、神经妥乐平等。近年来,有研究显示将一种叫低浓度臭氧的气体注射到局部,可以起到消炎、镇痛的作用,这对于同时患有糖尿病、高血压的患者比较有益,不会引起血糖、血压波动。

局部神经阻滞治疗使用的药物有不良反应吗？

不良反应主要是糖皮质激素引起的，会在注射后的 2～7 天内引起血糖、血压波动，所以同时患有糖尿病、高血压的患者一定要注意监测血糖、血压。臭氧注射无血压、血糖的波动，仅会出现注射部位暂时胀痛不适。

治 疗 篇

61 颈源性头痛的常用治疗方法有哪些？

目前常用的就是保守治疗、注射治疗和微创介入治疗三种方法。病史短、病情比较轻的患者可采用保守治疗；病情重、保守治疗效果不好的患者可采用注射治疗；对于通过保守治疗和注射治疗没有好转，以及发病时间长、头痛较剧烈的患者，可进行微创介入治疗。

什么是封闭疗法？

封闭疗法是利用利多卡因、普鲁卡因等麻醉药物，配合类固醇药物注射到疼痛部位来消除炎症、解除疼痛的一种治疗方法。封闭疗法应注意：一是要无菌操作，避免针道感染；二是糖尿病患者要慎重选用；三是不能长期使用。

63 什么是穴位注射疗法？

穴位注射疗法是一种以针刺和药物相结合来治疗疾病的方法。可根据所患疾病，按照穴位的治疗作用和药物的药理性能，选择相应的穴位和药物，发挥其综合效应，以达到治疗疾病的目的。

颈源性头痛采用神经阻滞治疗只能缓解几天,而且总是反复,还有什么办法吗?

可以选择射频热凝术。这种治疗方法不用开刀,只需用一个特殊材质制成的针,刺进皮肤,在 X 线的引导下,穿刺到神经进行射频热凝治疗,使患者不再头痛,达到永久止痛的目的。

65 射频热凝术的原理是什么?

射频热凝术是通过高频电流在射频电极裸端周围产生电场,使组织内离子快速运动,相互摩擦而生热,从而对周围组织产生热效应,切割该组织并使之凝固。调节射频输出功率的大小,可以使电极处的组织局部达到所需温度和形成一定范围的组织凝固灶,从而阻断神经纤维传导或影响痛觉信号的传导,阻止疼痛发作或使组织缩小,进而减轻对神经的压迫,发挥治疗作用。

66 什么是脉冲射频疗法?

脉冲射频疗法,即用缝衣针般细的针进入病变神经附近,给予安全的超高频电流,使病变的神经、肌肉或组织凝固。可用于椎间盘源性腰痛,颈、臀部等重要部位的肌肉松解,神经卡压痛松解等。它具有非高温的脉冲射频治疗功能,能在不破坏神经的前提下松解神经卡压或调整神经的紊乱性传导。

<<< 治疗篇

67 微创介入治疗的优点是什么？

这种疗法具有不开刀、创伤小、疗效确切的优点，是一种比较理想的治疗顽固性颈源性头痛的方法。

68 颈源性头痛做了脉冲射频疗法后又复发了，还可以再做吗？

可以的。射频针尖端可以通过高频的电磁振荡产生热量，对神经进行持久的物理阻滞。脉冲射频疗法是一种神经调节性治疗方法，可以反复进行。

69. 小孩子也可能患颈源性头痛吗？可以做神经阻滞治疗吗？

儿童由于颈椎发育不成熟，也有患颈源性头痛的可能。神经阻滞治疗是在局部进行药物注射，相对于全身用药更适用于儿童。治疗时可根据儿童体质个体化选择用药。

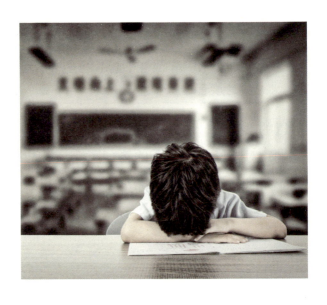

70 神经阻滞治疗能彻底治好头痛吗?

医生在治疗的时候会考虑到所有引起头痛的因素,并且进行相应的治疗,目前还没有一种方法能把导致患者头疼的所有病因都去除。通过治疗,大多数患者都能明显感受到头痛的程度减轻,或者发作的次数减少。但患者需要明白的是,只要引起头痛的诱因有一种没去除,头痛就无法彻底治好。

71 神经阻滞治疗达到什么样的效果算"有效"?

如果神经阻滞治疗有效,在治疗后 1~2 周,患者头痛的发作时间会变短、发作频率会降低、疼痛程度会减轻。如果和没做治疗前相比,发作的次数减少了 50%、疼痛的程度减轻了 50%,医生就会判定神经阻滞治疗对患者有效。

<<<< 治疗篇

72 颈源性头痛可以做低温等离子射频消融术吗?

可以。这种治疗方法较其他非手术治疗方法如牵引、推拿、针灸等,治疗效果更为突出。因为它不破坏椎骨和后纵韧带,最大限度地保持了颈椎稳定性,与常规切除手术相比,创伤小、痛苦轻、恢复快。

什么是体外冲击波治疗?

冲击波是一种兼具声、光、力学特征的机械波,这种波可以在人体内自由传导。冲击波在人体组织中传导时,微小气泡会产生微喷射流,并伴有气泡急速膨大现象,产生空化效应,可加速治疗部位的微循环,改善局部血液循环。另外,由于冲击波对神经末梢组织产生的刺激,可以使神经敏感性降低,引起细胞周围自由基的改变而释放抑制疼痛的物质,提高疼痛阈值,从而减轻疼痛。因为人体软组织与水的密度相似,所以冲击波不会对人体造成损伤。目前,体外冲击波治疗作为一种创新型非侵入性治疗方法,可以起到缓解疼痛、放松肌肉、促进局部微循环的作用。

74 体外冲击波治疗的作用有哪些？

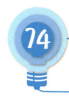

（1）松解粘连组织，裂解高密度组织。

（2）促进血液循环，形成新生毛细血管。

（3）抑制炎症。

（4）通过抑制疼痛信号传递及介质释放，从而抑制疼痛。

（5）破坏受损组织，刺激机体自身修复。

75 体外冲击波治疗颈源性头痛的关键治疗点有哪些?

关键治疗点包括枕下肌、头夹肌、颈夹肌、头半棘肌、斜方肌、肩胛提肌、胸锁乳突肌、多裂肌、冈上肌、冈下肌。

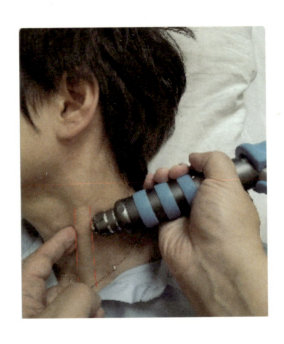

76 哪些患者不能做体外冲击波治疗?

（1）出血性疾病患者：凝血功能障碍患者可能引起局部组织出血。

（2）血栓形成患者：可能造成血栓栓子脱落。

（3）生长痛患儿：疼痛部位多位于骨骺附近，可能影响发育。

（4）严重认知障碍和精神疾病患者。

77. 体外冲击波治疗的注意事项有哪些？

（1）治疗前：应详细了解患者情况，全面评估患者是否适合体外冲击波治疗；与患者充分沟通，告知其可能出现的情况，取得理解与配合。

（2）治疗中：注意操作手法，不断询问患者感觉，密切观察患者情况。

（3）治疗后：应让患者休息片刻，无特殊不适方可离开；局部可适当进行主动肌群和拮抗肌群的伸展运动；嘱患者多饮水，促进体内代谢物排泄；如果治疗区域有水肿或者剧烈疼痛，建议冷敷。

另外，在每次治疗之间，应停止密集的有氧运动，每周对治疗进行临床评估。

预防篇

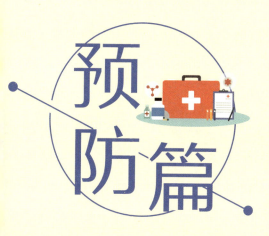

颈源性头痛会反复吗?

锻炼对颈源性头痛有帮助吗?

颈源性头痛患者日常应如何保暖?

头颈部急性损伤应注意什么?

78 头颈部急性损伤应注意什么？

在急性损伤期，应注意卧床休息，采用颈托等用具进行颈部制动保护，必要时还可口服镇痛片等药物消炎镇痛，使受伤的颈椎和肌肉创伤反应减至最低。

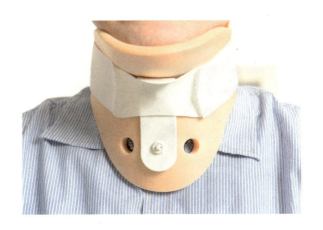

79 生活中哪些动作或习惯容易引起颈椎病？

（1）坐软沙发、常甩头发、穿高跟鞋、内衣过紧等都会导致颈部肌肉长期处于紧张状态，血液流通不畅，时间久了颈部肌肉就失去了牵拉、保护颈椎的能力。

（2）长时间伏案工作、脖子夹电话、躺着看电视、空调直吹颈部、枕头过高等会使血管发生炎症或造成肌肉疼痛和肌肉痉挛，严重者甚至会造成颈椎间盘膨出。

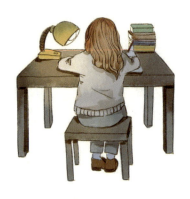

80 为什么抬头望远有利于颈椎的保健？

长时间低头近距离看物，会导致颈部肌肉长期处于紧张状态，既容易引发颈椎病，又容易引起视疲劳。因此，每当伏案过久后，应抬头向远方眺望几分钟，这样既可减缓视疲劳，又可放松颈部肌肉，有利于颈椎的保健。

什么样的睡眠姿势可以预防颈椎病的发生?

正确的睡眠姿势为仰卧位和左、右侧卧位交替睡眠。仰卧位睡眠时头部应摆正,颈部不可扭曲,双下肢自然伸直、放松。侧卧位睡眠时双下肢自然屈曲。正确的睡眠姿势可对颈椎起到一定的保护作用,从而避免颈椎间盘突出症的发生。

82. 颈源性头痛患者日常应如何保暖？

（1）冬季外出应戴围巾或穿高领毛衣等，避免颈部受风、受寒，以致肌肉痉挛或风湿性改变。

（2）避免头颈部持续吹空调，造成颈椎内外的平衡失调而加重症状。

（3）避免去潮湿环境，引起机体排汗功能障碍，导致机体内外平衡失调而诱发颈源性头痛。

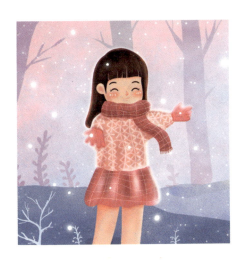

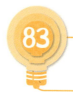

83 锻炼对颈源性头痛有帮助吗?

可能有。适当的颈部锻炼(如屈颈运动等)可有效减轻颈部肌肉损伤引起的头痛。另外,建议每周进行1~2次游泳,尤其以蛙泳为宜。游泳可以增强颈部、腰部肌肉的力量,改善长期不良姿势导致的颈椎、腰椎生理曲度异常。

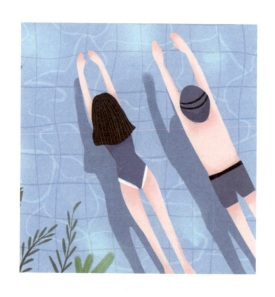

84 颈源性头痛患者的日常饮食应遵循什么原则?

饮食调理应遵循的原则:①合理搭配,不可单一偏食;②应以富含钙、蛋白质、维生素 B、维生素 C 和维生素 E 的饮食为主;③饮食有度,不要饥饱失常;④不要经常吃生冷和过热的食物;⑤应戒烟、限酒。

85 什么情况下,颈椎病患者可以运动?

需要明确颈椎病类型后再判断是否能够进行运动,可以进行哪种类型的运动。一般来说,只有单纯的颈肩部酸痛的颈椎病患者是可以运动的。

86 如何预防颈源性头痛？

（1）避免过度的脑力劳动和长期的精神紧张。过度的脑力劳动和长期的精神紧张是颈源性头痛发作的重要诱因，因此注意劳逸结合和经常调整心理状态对控制颈源性头痛很有意义。

（2）保持正确的睡眠姿势和工作姿势。应选择合适的枕头，在工作中经常变换姿势，避免同一姿势持续时间过久。

（3）注意保护和预防头颈部外伤，及时治疗头颈部急性损伤。在生活、工作中，特别是乘车和乘飞机时，使用安全带可减少头颈部创伤的发生。

（4）适当的心理护理，如深呼吸、冥想、自我催眠或生物反馈等有助于防治颈源性头痛。

（5）注意颈肩部保暖，避免空调或电风扇直接吹颈肩部。

>>> 预防篇

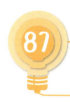

87 颈源性头痛会反复吗？

可能会。多种因素可诱发颈源性头痛，如寒冷、劳累、饮酒、情绪激动等均可诱发颈源性头痛。因此，在平时的生活中，要注意预防以上情况的发生。

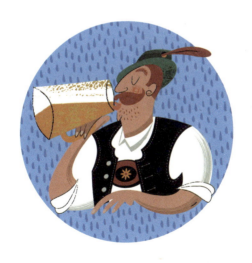

88. 影响颈源性头痛复发的高危因素有哪些?

(1)不良的工作和生活习惯,尤其是低头工作、低头玩手机等不良姿势。

(2)经常失眠、睡眠姿势不对、床和枕头不合适等会加大颈源性头痛复发的风险。

(3)不良的情绪,经常生气、抑郁、焦虑的患者更容易复发颈源性头痛。

建议患者和自己的主治医生保持联系,有问题可以随时咨询,如果能得到医生正确的指导,是可以有效降低颈源性头痛复发风险的。

预防篇

89 现代人每天都离不开手机、电脑，但是低头时，颈椎要承受多大压力，你知道吗？

我们的颈椎就像一只香蕉，有一个略向前倾的生理弧度。当一个人不低头的时候，颈椎只需要承受头部的压力（4～5 kg），但是低头玩手机时，颈椎承受的压力能达到不低头时的3～4倍，所以经常低头玩手机会使颈椎生理曲度变直，颈部前后的肌肉过度屈伸。到时候，脖子痛、肩膀痛、胳膊痛、头痛……各种疼痛都有可能找上你。

90. 什么情况下,颈椎病患者应禁止运动?

在下列情况下颈椎病患者是禁止运动的。

(1)明确有椎间盘病变(如颈椎间盘突出)。

(2)出现神经压迫症状(如手臂疼痛、麻木,腿部无力)。

(3)颈椎病急性发作期。

(4)运动后症状加重或第二天起床后出现新发症状。

有上述情况时,应及时就医,在医生指导下进行治疗。

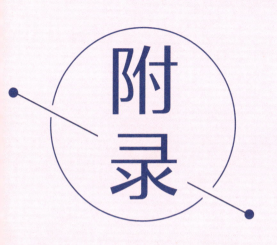

附录

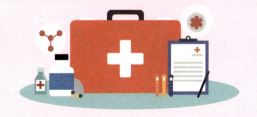

附录 1　典型病例

病例 1

患者女，48岁，因头颈部疼痛半月，加重1天入院。疼痛呈持续性胀痛，左、右太阳穴交替发作，严重影响夜间睡眠，曾就诊于某医院，疼痛未见明显好转，入院后给予左侧神经阻滞治疗及脉冲射频治疗，左侧疼痛明显缓解。1个月后再次入院行右侧神经阻滞治疗及脉冲射频治疗，右侧疼痛明显缓解。

病例 2

患者女，44 岁，因头痛 10 年，间断肢体无力 4 年入院。疼痛呈间断性胀痛，持续 10 min 至 1 h，刺激性气味可诱发，发作时视力模糊、恶心、呕吐、四肢疼痛、双手不能持重物，发作无规律，曾就诊于多家医院，颈椎 MRI 检查显示颈椎生理曲度呈反向弯曲，四肢肌电图无明显异常。入院后给予神经阻滞治疗、体外冲击波治疗后疼痛减轻。

附 录

》病例3》

患者女，23岁，因左侧头部疼痛20天入院。疼痛呈胀痛，影响睡眠，颅脑CT检查未见明显异常，颈椎MRI检查显示颈椎生理曲度变直。入院后给予神经阻滞治疗及脉冲射频治疗，疼痛明显缓解。

附录2　疼痛科颈椎操示意图

双掌擦颈

用左手掌来回摩擦颈部,心中默念8下后,开始捏后颈,然后换右手。

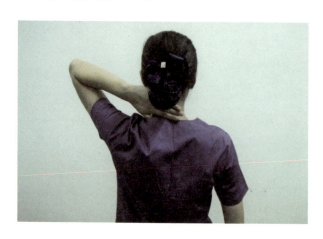

前后点头

挺胸收腹,头先徐徐后仰,上望天空,后缓慢低头,下视地面。反复10次。

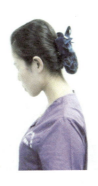
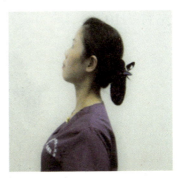

左右侧摆

接前后点头,当头恢复到中立位时,开始分别向左和右缓慢摆动,以耳垂触肩为准。左右各10次。

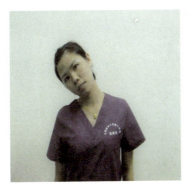
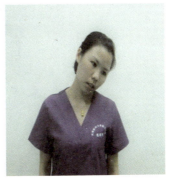

左顾右盼

接左右侧摆,当头恢复到中立位时,开始向左右缓慢转动,做往后看的动作,每次均转到极限位,左右各10次。

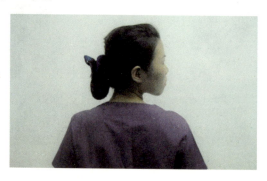

旋肩舒颈

双手置于两侧肩部,掌心向下,两臂先由后向前旋转,再由前向后旋转,各20次。

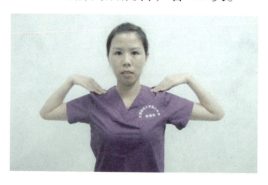

头手争力

两手十指交叉置于颈项后,双肘尖对正前方,两手用力将颈项向前推动,颈项则用力向后抗争,相互抵抗5次。

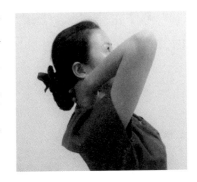

头手相抗

左手放在背后,右手手臂放在胸前,手掌立起向左平行推出,头向右看,心中默念8下后,再换右手放在背后,左手手臂放在胸前,手掌立起向右平行推出,头向左看。

颈椎间盘突出症患者慎做。

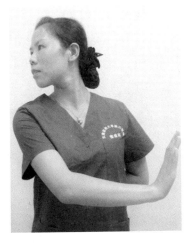

仰头望掌

双手上举过头,手指交叉,掌心向上,仰视手背,保持5 s。

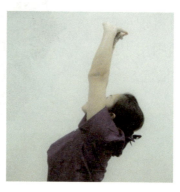

按摩合谷穴

合谷穴在拇指和食指中间的虎口处。将左手的拇指和食指分开,用右手的拇指按摩该处,然后换另一边。

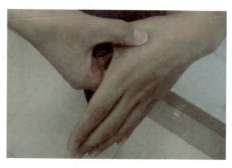

放眼观景

眼球先沿顺时针方向转动，再沿逆时针方向转动。闭上眼睛，将手掌搓热，附在眼上片刻。睁开眼睛看向远方，远方最好能有绿色的树木。

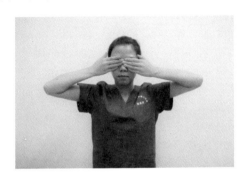